I0428957

Einführung in die Homöopathie

Die Simile-Regel

Die Homöopathie ist eine **ganzheitliche** Heilmethode. Sie betrachtet den Menschen als eine Einheit von Körper, Seele und Geist und basiert auf der einfachen und allgemein anwendbaren Regel: „Ähnliches kann mit Ähnlichem geheilt werden." Samuel Hahnemann, der Gründer der Homöopathie, hat diese Regel vor rund 200 Jahren als Erster systematisch erforscht und angewandt. Sie wird auch Simile-Regel genannt. Das lateinische Wort „Simile" bedeutet „Ähnliches" oder „Gleiches".

Die **Simile-Regel** besagt: Eine Krankheit kann geheilt werden, indem ein Medikament gegeben wird, das beim Gesunden eine ähnliche Krankheit verursachen würde. Das homöopathische Mittel bewirkt durch seine speziellen Eigenschaften, die genau zu den Symptomen der Erkrankung passen müssen, deren Heilung. Es ist ähnlich wie ein Schlüssel zu verstehen, der mit seinen Merkmalen genau in das Schloss passen muss, um es zu öffnen.

Zwei Beispiele zur Verdeutlichung:

• Wenn wir im Winter kalte Hände haben, reiben wir sie kurz mit Schnee ein. Der Kältereiz regt die Durchblutung an und die Hände werden wieder warm. Gleiches (kalte Hände) wird durch Gleiches (kalter Schnee) gebessert.

• Bei Fieber hilft es, viel heißen Tee zu trinken. Das Fieber, also die innere Hitze wird durch heißen Tee geheilt. Eine leicht erhöhte Körpertemperatur aktiviert das Immunsystem und beschleunigt den Heilungsprozess. Wenn das Fieber zu stark ansteigt, kann es notwendig sein, ein schulmedizinisches Medikament gegen das Fieber einzunehmen, was jedoch unter Umständen den Heilungsvorgang insgesamt verlangsamen kann.

Das Wort „**Homöopathie**" heißt übersetzt „ähnliche Krankheit" und wurde von Hahnemann aus zwei griechischen Wörtern zusammengesetzt: „Homoion" (= ein Ähnliches) und „Pathos" (= das Leiden). Hahnemann bringt mit dieser Bezeichnung die Simile-Regel zum Ausdruck. Er formuliert diese auf lateinisch folgendermaßen: „Similia similibus curantur" (= Ähnliches wird durch Ähnliches geheilt).

Im Gegensatz zur Homöopathie behandelt die **Schulmedizin** die Krankheiten mit einem Mittel, das den Krankheitssymptomen entgegenwirkt. Hahnemann nennt die Schulmedizin daher „Allopathie" (griechisch: allo = entgegengesetzt, pathos = das Leiden). Die schulmedizinischen Medikamente drücken diesen Mechanismus der entgegengesetzten Wirkung auch in ihrer Bezeichnung aus: Antibiotika (anti = „gegen", bios = „Leben"), Antirheumatika („gegen das Rheuma"), Analgetika („gegen den Schmerz") usw. Die Schulmedizin bekämpft die Krankheitssymptomatik, was in schweren und bedrohlichen Erkrankungen lebensrettend sein kann. Bei vielen Erkrankungen kann jedoch auf diesem Weg keine grundlegende und dauerhafte Heilung herbeigeführt werden. In solchen Fällen ist die Homöopathie von großer Hilfe.

Unter den homöopathischen Arzneimitteln gibt es auch die **homöopathischen Komplexmittel**. Sie bestehen aus einer Mischung mehrerer homöopathischer Arzneimittel. Hahnemann spricht sich jedoch gegen die Verordnung solcher Mischungen aus, weil diese mitunter zu einer gewissen Besserung, jedoch erfahrungsgemäß nicht zu einer Ausheilung führen. Dies kann jeder klassisch homöopathisch arbeitende Homöopath bestätigen. Die Klarheit der homöopathischen Information wird durch die vielen im Komplexmittel enthaltenen Mittel abgeschwächt und unspezifisch. Homöopathische Komplexmittel werden nicht entsprechend der Simile-Regel ausgesucht und sind daher nicht als klassisch homöopathisch zu bezeichnen.

Die homöopathischen Arzneimittel
Homöopathische Arzneimittel sind Zubereitungen aus Pflanzen, tierischen Präparaten oder Mineralien, die eine arzneiliche Wirkung auf den Menschen haben. Giftige arzneiliche Substanzen haben eine starke (Gift-)Wirkung auf den menschlichen Organismus und finden in der Homöopathie als tief greifende Heilmittel Verwendung. Haben Sie keine Sorge bezüglich der Giftigkeit homöopathischer Medikamente, denn: „Allein die Dosis macht das Gift." Das lehrte schon der kenntnisreiche und weit gereiste Arzt Paracelsus im Mittelalter. Die **Dosierung** macht den Unterschied, ob eine

Substanz giftig oder heilsam wirkt. Die Homöopathie macht sich diesen Unterschied zunutze.

Zwei Beispiele:
- Die Tollkirsche kann heftige Vergiftungen verursachen. In der Homöopathie wird sie unter dem Namen „Belladonna" (von der botanischen Bezeichnung „Atropa Belladonna") als ein wichtiges Heilmittel geschätzt und zum Beispiel bei fieberhaftem Infekt häufig verwendet.

- Der Biss der südamerikanischen Buschmeisterschlange („Lachesis muta") ist lebensgefährlich. Das aus dem Gift hergestellte homöopathische Medikament „Lachesis" ist ein bewährtes und tief gehendes homöopathisches Heilmittel.

Eine besondere Form homöopathischer Arzneimittel sind die **Nosoden**. Diese werden aus Krankheitserregern, aus erkranktem Körpergewebe oder aus krankhaften Absonderungen homöopathisch hergestellt.

Daneben bewähren sich auch völlig ungiftige Substanzen in homöopathischer Verarbeitung als wichtige Heilmittel.

Das Kochsalz zum Beispiel findet in unserer Küche täglich Verwendung. Der Homöopath nennt das aus Kochsalz hergestellte homöopathische Präparat „Natrium muriaticum" und weiß um seine tief greifende Heilwirkung gerade auf der psychisch-seelischen Ebene. Insgesamt sind heute etwa 2000 homöopathische Mittel bekannt. Für den alltäglichen Gebrauch reichen jedoch etwa 50 Arzneimittel.

Die Arzneimittelprüfung

Wenn die Simile-Regel praktisch angewandt werden soll, ist es notwendig, die passenden Arzneistoffe für die jeweiligen Krankheiten zu finden. Der zweite wichtige Bestandteil der Homöopathie ist daher die Prüfung der Naturstoffe als Arzneimittel. Um ein Arzneimittel homöopathisch beim Kranken anzuwenden, muss seine Wirkung beim gesunden Menschen bekannt sein. Dazu werden die Mittel einer Arzneimittelprüfung unterzogen, d. h., es wird am gesunden Menschen geprüft, welche Symptome eine Arznei erzeugt.

Dazu werden die homöopathisch verarbeiteten Mittel von einer Gruppe freiwilliger Prüflinge so häufig wiederholt eingenommen, bis eine spürbare Wirkung eintritt. Dann wird die Einnahme gestoppt und alle auftretenden Symptome werden notiert. In der Arzneimittelprüfung wird deutlich, daß jeder Mensch ganz individuell auf ein Arzneimittel reagiert. So kommen bei einer Gruppe von Menschen ganz unterschiedliche Symptome zum Ausdruck. Manche reagieren sehr stark auf ein Mittel, manche nur kaum oder gar nicht. Die Gesamtheit der aus der Arzneimittelprüfung ermittelten Symptome wird als **Arzneimittelbild** bezeichnet. In das Arzneimittelbild fließen zudem Erkenntnisse aus Vergiftungsfällen (= Toxikologie) mit ein. Vergiftungen sind demnach unfreiwillig vorgenommene Arzneimittelprüfungen.

Wie Sie später sehen werden, ist die Bezeichnung „Arzneimittelbild" sehr treffend, denn das

Arzneimittelbild spiegelt den Menschen in seinem komplexen körperlich-seelischen Zusammenhang ganzheitlich wider.

In der Arzneimittelprüfung von Belladonna zum Beispiel entwickelte ein junger Mann Symptome, die er wie folgt beschrieb: heftige, klopfende Kopfschmerzen, Lichtempfindlichkeit, gerötetes Gesicht, Schwitzen. Daher ist Belladonna genau für einen solchen Krankheitszustand homöopathisch als ein Heilmittel einsetzbar. Das wäre zum Beispiel ein fieberhafter Infekt, aber nur, wenn er mit der oben beschriebenen Symptomatik einhergeht. Dagegen wäre ein fieberhafter Infekt z. B. mit heftigen Gliederschmerzen und schmerzhaftem Husten mit einem anderen homöopathischen Mittel zu behandeln.

Die Arzneimittelpotenzierung

Die Arzneimittelpotenzierung wurde von Hahnemann entwickelt und ist neben der Simile-Regel und der Arzneimittelprüfung das dritte Standbein, auf dem die Homöopathie basiert. Das Wort „**Potenzieren**" leitet sich vom lateinischen „Potentia" ab und heißt „Kraft, Macht". In der Tat sind die potenzierten homöopathischen Mittel kraftvolle Instrumente in der Hand des erfahrenen Homöopathen. Giftige Arzneisubstanzen verlieren durch den Vorgang der Potenzierung und Verdünnung ihre Giftigkeit und entfalten ihre volle Arzneikraft. Es gilt also: wenig hilft viel. Dazu werden Sie in späteren Kapiteln noch mehr erfahren.

Die Potenzierung durch Verschüttelung

Als **Urtinktur** bezeichnen wir die flüssige, in Alkohol aufgelöste Ursprungssubstanz. Das kann zum Beispiel ein alkoholischer Auszug der ganzen frischen Pflanze oder bestimmter Pflanzenteile sein. Die genaue Herstellung der jeweiligen Urtinkturen ist im homöopathischen Arzneibuch (HAB) festgelegt.

Um ein Arzneimittel zu potenzieren, wird die Urtinktur mit einer Alkohol-Wasser-Lösung verdünnt und durch Schüttelschläge intensiv vermengt. Bei einem Schüttelschlag wird das Arzneiröhrchen in die eine Hand genommen und auf den Handballen der anderen Hand geschlagen (= geschüttelt). Die Verdünnung und Verschüttelung wird als Potenzierung bezeichnet.

Heutzutage wird dieser Vorgang häufig maschinell durchgeführt. Es ist keine Magie hinter diesen Schüttelschlägen, wie manchmal vermutet wird, sondern es handelt sich um ein physikalisch-chemisches Verfahren, das eine intensive Vermengung des Alkohols mit dem Arzneistoff gewährleistet.

Die Potenzierung durch Verreibung

Die Verreibung ist ein anderes Verfahren zur Arzneimittelpotenzierung, das bei alkoholunlöslichen Substanzen vorgenommen wird. Dazu vermengt man die pulverisierte Ursubstanz mit Milchzucker. Der Milchzucker dient ähnlich wie der Alkohol als Verdünnungsmittel. Bei der klassischen Methode werden die beiden Bestandteile in einem Mörser mit einem Stößel intensiv verrieben und wiederholt mit einem Spatel durchmischt. Die Verreibung wird heutzutage häufig maschinell durchgeführt. Manche Homöopathen sind der Ansicht, dass manuell verriebenen Arzneimittel eine intensivere Wirkung haben. Darüber lässt sich diskutieren. Maschinell wie manuell vorgenommen bewirkt der Vorgang der Verreibung wie der Verschüttelung eine Potenzierung des Arzneimittels.

Die D- und C-Potenzen
Nun kommen wir zu den Zahlen und Buchstaben, die hinter den homöopathischen Mitteln stehen. Nehmen wir als Beispiel „Belladonna D 6". Der Buchstabe D ist eine Abkürzung für **Dezimalpotenz** (lat. decem = zehn) und besagt, dass bei jedem Potenzierungsschritt 1 : 10 verdünnt wurde. C bedeutet abgekürzt **Centesimalpotenz** (lat. Centum = hundert) und ist eine Verdünnung von 1 : 100.

Die Zahl hinter dem Buchstaben D oder C zeigt die Anzahl der Verdünnungsschritte an, die durchgeführt wurden.

zur Verdeutlichung ein Beispiel:
Bei Belladonna D 6 ist die Urtinktur 6-mal 1 zu 10 verdünnt worden. Das bedeutet: Nach der ersten Verdünnung enthält die Substanz nur noch 1/10 der Urtinktur. Nach der zweiten Verdünnung im Verhältnis 1 zu 10 ist dann nur noch 1/100 Urtinkur enthalten, nach der dritten 1/1000, nach der vierten 1/10000, nach der fünften 1/100000 und nach der sechsten 1/1000000. Sechs Verdünnungen jeweils im Verhältnis 1 zu 10 führen also zu einer Verdünnung auf ein Einmillionstel der Urtinktur. Das

bedeutet, in einer solchen Substanz sind 1 Teil Urtinktur und 999 999 Teile Verdünnung enthalten.

Die Verdünnungsstufen sind mathematisch als negative Exponenten der Zahl 10 (D) oder 100 (C) zu verstehen.
Das hieße dann für unser Beispiel von oben:
Belladonna D 6 = 1/1000000 = 10^{-6}

Nun könnte man meinen, eine Belladonna D6 ist dasselbe wie eine Belladonna C3. Beide haben rechnerisch eine Verdünnung von 10^{-6}
$100^{-3} = 10^{-6} = 1:1000\,000$. In der praktischen Anwendung homöopathischer Arzneimittel zeigt sich jedoch immer wieder, dass die Anzahl der Potenzierungsschritte ausschlaggebender für die Arzneiwirkung ist, als die effektive rechnerische Verdünnung. Für erfahrende Homöopathen macht es beinahe keinen Unterschied, ob eine D6 oder C6 gegeben wird, obwohl die rechnerische Verdünnung einer C6 das doppelte ausmacht.

Übrigens, im homöopathischen Sprachgebrauch sprechen wir von „einer D6" oder „einer C30" und meinen die sechste Dezimal-Potenz oder die dreißigste Centesimal-Potenz. Diese Formulierung können wir als sprachliche Vereinfachung anwenden.

Die Rechenbeispiele und -aufgaben sind nur für die mathematisch Interessierten unter Ihnen vorgesehen. Es ist eindrucksvoll zu sehen, in welchen Verdünnungs-Dimensionen sich die klassische Homöopathie bewegt. Auch wenn Sie die

Rechenschritte nicht immer wieder nachvollziehen: Sie können Homöopathie trotzdem erfolgreich anwenden, wenn Sie die Mittel gut kennen und richtig einsetzen.

Niedrige Potenzen (= weniger Verdünnungsschritte) bezeichnet man auch als **Tiefpotenzen**. Gebräuchliche Tiefpotenzen sind die 3., 4., 6. oder 12. Potenz. Als **Hochpotenzen** werden gewöhnlich alle Mittel mit einer höheren Verdünnung als C 12 bezeichnet. Häufig eingesetzte Hochpotenzen sind die 30. oder 200. Potenz. Manche Homöopathen arbeiten selbst mit sehr hohen Potenzen wie der 1000. oder 10 000. Potenz.

Eine D 30 entspricht einer Verdünnung der Urtinktur von $1/10^{30}$. Sie müssen sich nun eine 1 mit 30 Nullen dahinter vorstellen. Solche Verdünnungen lassen die Wirkung homöopathischer Arzneien äußerst unglaubwürdig erscheinen: Ist das nicht der häufig zitierte Tropfen Arznei, der im Bodensee verdünnt wurde? Keine Sorge, wir werden uns in Kapitel 3 mit aktuellen und überzeugenden naturwissenschaftlichen Erklärungsmodellen für dieses Phänomen befassen.

Die LM- und Q-Potenzen
Die LM-Potenzen hat Hahnemann in seinen letzten Lebensjahren entwickelt, um die Arzneimittelwirkung in schwierigen Fällen besser kontrollieren zu können. Sie werden später sehen, dass eine einmalige (!) Gabe einer Hochpotenz sehr langfristige und heftige Heilungsreaktionen zur Folge haben kann.

Als besser kontrollierbare Alternative zu den Hochpotenzen gibt es die **LM-Potenzen**. Diese werden täglich eingenommen und können jederzeit rechtzeitig abgesetzt werden. LM ist das lateinische Zahlensymbol für 50.000. Die Herstellung der LM-Potenzen ist ein kombiniertes Verfahren aus Verreibung und Verschüttelung, aus dem in etwa die Verdünnung von 1 : 50 000 pro Verarbeitungsschritt resultiert.

Q-Potenzen (von lat. Quinquagintamille = 50 000) haben dieselbe Verdünnung wie LM-Potenzen, werden aber als wirksamer eingestuft, weil sie manuell exakt nach den Vorschriften Hahnemanns und daher aufwendiger hergestellt werden.

Abbildung 1.2 zeigt Ihnen nochmals bildlich die Herstellung der LM und Q-Potenzen.

Die LM- und Q-Potenzen fallen bezüglich der rechnerisch erzielten Verdünnung unter die Hochpotenzen, von der Anzahl der Potenzierungs-Schritte jedoch unter die Tiefpotenzen und nehmen insofern eine Zwischenstellung ein. Sie werden wie die Tiefpotenzen täglich eingenommen und umfassen auch den Wirkungsbereich einer Hochpotenz. Mehr dazu erfahren Sie im Kapitel 6.

Die Korsakoff-Potenzen

Bei der Herstellung der bisher besprochenen Potenzen wurde jedes Mal ein neues Glas verwendet. Im Gegensatz dazu werden Korsakoff-Potenzen immer mit dem gleichen Glas weiterverarbeitet (= **Einglas-Methode**). Durch einen kräftigen Abwärtsschlag wird das Glas nach jedem Potenzierungsschritt geleert. Es bleibt etwa ein Tropfen der Lösung im Glas zurück, der dann wieder verdünnt und weiter potenziert wird. Wenn auch die **Mehrglas-Methode** nach Hahnemann die genauere ist, so ist die Korsakoff-Methode müheloser und kostensparender. Diese Potenz wird mit K oder nur mit den römischen Ziffern bezeichnet. Die Korsakoff-Methode wird vor allem für die höheren Potenzen (M = 1000, XM = 10 000, CM = 100 000) eingesetzt.

Die homöopathischen Zubereitungsformen
Die homöopathischen Arzneimittel sind in verschiedenen Zubereitungsformen erhältlich:
- Die alkoholische Lösung in Tropfen heißt lateinisch „**Dilutio**", abgekürzt: Dil.
- Die in **Tabletten** gepresste Milchzucker-Verreibung heißt abgekürzt: Tbl.
- Eine spezielle homöopathische Arznei-Zubereitung sind die **Globuli**, abgekürzt: Glob.

Die Globuli (lateinisch: „Kügelchen") sind Rohrzucker-Kügelchen, die mit der potenzierten alkoholischen Arzneimittel-Lösung benetzt und dann getrocknet werden. Die Kügelchen sind praktisch in der Handhabung und nahezu unbegrenzt haltbar. Selbst die vor 150 Jahren von Hahnemann selbst hergestellten homöopathischen Globuli sind heute noch unvermindert wirksam.

Die Entdeckung der Homöopathie
Der Begründer der Homöopathie, Dr. med. Christian Friedrich Samuel Hahnemann, wurde 1755

in Meißen geboren. Sein Vater arbeitete als Porzellanmaler in einer Meißener Manufaktur. Trotz der bescheidenen Familienverhältnisse erhielt er eine gute Ausbildung. Er sprach acht Fremdsprachen fließend und absovierte das Studium der Medizin und der Chemie. Schließlich ließ er sich 1780 als praktischer Arzt nieder.

Die Medizin der damaligen Zeit war von **mittelalterlichen Lehrmeinungen** bestimmt, die auf der antiken Lehre des Hippokrates beruhten. Ein Ungleichgewicht der vier **Kardinalsäfte: Blut, Schleim, gelbe und schwarze Galle** war demnach verantwortlich für die Entstehung der Krankheiten. Aderlässe, Brech- und Abführmittel wurden oftmals in exzessiver Weise als therapeutische Maßnahmen eingesetzt. Man bediente sich zum Teil hochgiftiger Medikamente, wie z. B. Quecksilber und Arsen, die oft mehr Schaden als Nutzen anrichteten.

Hahnemanns erste Zeit als niedergelassener Arzt dauerte nur kurze Zeit. Er war zutiefst betroffen von den unzulänglichen und unbefriedigenden Möglichkeiten ärztlichen Handelns und zog unstet in Mittel- und Norddeutschland von Ort zu Ort. Er fasste nirgends länger Fuß und verdiente seinen oftmals knappen Lebensunterhalt durch Übersetzungen medizinischer und pharmazeutischer Werke.

Die Übersetzertätigkeit, mit der sich Hahnemann schon als mittelloser Student über Wasser gehalten hatte, führte ihn schließlich zu seiner wirklichen Berufung. Bei der Übertragung einer „Abhandlung über die Materia Medica" von Cullen aus dem Englischen im Jahre 1790 stieß er auf einen Zusammenhang, der später sein ganzes medizinisches System bestimmen sollte. Cullen berichtete über die Heilwirkung von Chinin, eine aus der Rinde des Cinchona-Baums hergestellte Substanz, zur Behandlung von Wechselfieber (= Malaria). Hahnemann zweifelte an der Richtigkeit des von Cullen beschriebenen Wirkungsmechanismus der Chinarinde.

Er beschloss, der Sache auf den Grund zu gehen. Mehrere Tage lang nahm er ein Präparat aus Chinarinde ein und notierte sorgfältig alle Symptome, die dabei auftraten. Offenbar verursachte Chinin bei einer gesunden Person, wie Hahnemann es war, alle Anzeichen einer Malaria: Er entwickelte unter der Einnahme der Chinarinde Symptome wie Fieber, Schüttelfrost, Schweißausbrüche und Schwächeanfälle. Ihm drängte sich die Frage auf, ob das etwa der Grund sein sollte, warum Chinarinde gegen Malaria half.

Hahnemann wiederholte fasziniert den Chinarindentest an Familienangehörigen und Bekannten, die sich als Freiwillige zur Verfügung stellten. Er schrieb gewissenhaft jede Einzelheit ihrer Reaktionen nieder. Dann wandte er sich anderen in seiner Zeit häufig gebrauchten Arzneisubstanzen zu, wie z. B. Arsen, Belladonna (= Tollkirsche) und Quecksilber.

Die Menschen, die an seinen **Arzneimittelprüfungen** teilnahmen, mussten strengen Kriterien entsprechen: Sie hatten körperlich und geistig bei bester Gesundheit zu sein, sie durften nichts essen und trinken, was die Resultate hätte verfälschen können, wie etwa Alkohol, Kaffee oder scharf gewürzte Speisen und sie mussten während der Versuchsphase allen „störenden Leidenschaften" entsagen.

Die Versuchspersonen zeigten unterschiedliche Reaktionen unter der Arzneimittelprüfung. Die für eine Substanz besonders typischen und häufig auftretenden Zeichen nannte Hahnemann „**Leitsymptome**". Hahnemann fasste die während der Arzneimittelprüfung aufgetretenen Symptome zusammen und entwickelte so die ersten **Arzneimittelbilder**.

Hahnemann erprobte schließlich die geprüften Arzneimittel an kranken Menschen. Er befragte sie ausgiebig nach ihren Symptomen, nach dem allgemeinen Gesundheitszustand und den Lebensgewohnheiten. Außerdem führte er eine gründliche körperliche Untersuchung durch. Diese Ergebnisse aus Befragung und Untersuchung bezeichnete er als ein „individuelles Krankheitsbild". Nun verschrieb er diejenige Substanz, deren Arzneimittelbild dem individuellen Krankheitsbild am allernächsten kam. Und es stellte sich heraus, was er schon bei seinen frühen Versuchen mit der Chinarinde vermutet hatte: **Ein Heilmittel und eine Krankheit, die die gleichen Symptome**

hervorrufen, löschen einander auf eine bisher noch unerforschte Weise aus. Der Grundsatz „Gleiches kann mit Gleichem geheilt werden" erwies sich als richtig. Hahnemann veröffentlichte seine erste Abhandlung mit dem Titel „Versuch über ein neues Prinzip zur Auffindung der Heilkräfte der Arzneisubstanzen" 1796 in der damals sehr bekannten Ärztezeitschrift „Hufeland Journal". Darin gab er diesem neuen Behandlungsprinzip den Namen „Homöopathie".

Das „Organon der Heilkunst"

1810 veröffentlichte Hahnemann sein Hauptwerk, das „Organon der Heilkunst". Es war das Resultat seines jahrzehntelangen Forschens und Praktizierens. Dieses Buch als das Resultat seines bisherigen Schaffens sollte den Standpunkt und die Prinzipien der Homöopathie klar definieren. Er verfasste es in prägnanter Sprache und untergliederte es wie ein Gesetzeswerk mittels Paragrafen.

Er gab seinem „Organon" den Untertitel „Aude Sapere" (lateinisch „wage es, weise zu sein" bzw. „wage es, zu wissen"). Diese Ausspruch war in der Tat das Motto seines Lebens. Hahnemann war ein Sohn der **Aufklärung**, die damals Europa erfasste. Im Sinne der Aufklärung war dieser Satz etwa so zu verstehen: Habe den Mut, alle geschichtlich entstandenen Lehrmeinungen der kritischen Prüfung durch die Vernunft zu unterwerfen.

Hahnemann hatte wegen seiner Theorien viele harte Auseinandersetzungen mit Vertretern seines ärztlichen Standes auszufechten.

Bis zu seinem Tod im Jahr 1843 veröffentlichte Hahnemann fünf jeweils neu von ihm überarbeitete Auflagen dieses grundlegenden Werkes.

Als Beispiele bringen wir im Folgenden zwei Aussagen Hahnemanns aus seinem „Organon". Im Kern kennen Sie sie bereits. Vielleicht müssen Sie sich zuerst mit der ein wenig altertümlich anmutenden Ausdrucksweise vertraut machen. Wenn wir ihn jedoch einmal verstanden haben, fasziniert Hahnemann durch seine klare Logik und sein umfassendes Krankheitsverständnis.

- **Die Behandlung nach der Ähnlichkeitsregel**: „durch Beobachtung, Nachdenken und Erfahrung fand ich, daß im Gegentheile von der alten Allöopathie [erst nach Hahnemann hieß es Allopathie] die wahre, richtige beste Heilung zu finden sey in dem Satze: Wähle, um sanft, schnell, gewiß und dauerhaft zu heilen, in jedem Krankheitsfalle eine Arznei, welche ein ähnliches Leiden für sich erregen kann, als sie heilen soll" (S. 50, Vorwort).

- **Gründliche Anamnese und Untersuchung**: „Der vorurtheillose Beobachter [...] nimmt, auch wenn er der scharfsinnigste ist, an jeder einzelnen Krankheit nichts, als äußerlich durch die Sinne erkennbare Veränderungen im Befinden des Leibes und der Seele, Krankheitszeichen, Zufälle,

Symptome wahr, das ist, Abweichungen vom gesunden, ehemaligen Zustande des jetzt Kranken, die dieser selbst fühlt, die die Umstehenden an ihm wahrnehmen, und die der Arzt beobachtet. Alle diese wahrnehmbaren Zeichen repräsentieren die Krankheit in ihrem ganzen Umfange" (S. 65, Vorwort).

Heilung aus homöopathischer Sicht

Der Mensch in seiner harmonischen **Ordnung** ist gesund. Als Gesundheit verstehen wir das ausgewogene körperliche, seelisch-geistige und soziale Gleichgewicht sowie das subjektive Wohlbefinden. Wie kann Gesundheit wiederhergestellt werden, wenn der Organismus aus dem Gleichgewicht geraten ist?

Als Arzt und Chemiker wusste Hahnemann, dass seine potenzierten homöopathischen Mittel den Wirkstoff in nur noch unendlich kleinen Spuren enthalten konnten. Und doch reichte seinen Erfahrungen nach diese Arznei-Information aus, um im Organismus eine starke Heilwirkung zu entfalten. Auf irgendeiner Ebene musste es also etwas geben, was auf diese unendlich kleinen Arznei-Informationen reagierte, eine innere Ordnungskraft, die in der Lage war, das Befinden von Krankheit auf Gesundheit umzustellen und umgekehrt. Er bezeichnete diese Ordnungskraft als **Vitalkraft** oder als „**Dynamis**". Hahnemann stellte sich die Dynamis wie eine elektromagnetische Energie oder Schwingung vor, die den ganzen Menschen durchzieht und für sein geordnetes Funktionieren im körperlichen wie auch im seelischen Bereich zuständig ist.

In seinen eigenen Worten drückt er das folgendermaßen aus:

„Im gesunden Zustande des Menschen waltet die geistartige, als Dynamis den materiellen Körper belebende Lebenskraft unumschränkt und hält alle seine Theile in bewunderungswürdig harmonischem Lebensgange in Gefühlen und Thätigkeiten, so daß unser inwohnende, vernünftige Geist sich dieses lebendigen, gesunden Werkzeugs frei zu dem höheren Zwecke unseres Daseins bedienen kann" (§ 9 Organon).

Bemerkenswert an Hahnemanns Beschreibung der Dynamis ist auch der zuletzt aufgeführte Aspekt, der der Gesundheit und allgemein unserem menschlichen Dasein einen höheren Sinn zuerkennt.

Krankheit als Störung der Dynamis

Die Dynamis ist bestrebt, die Gesundheit und Harmonie der körperlichen und psychischen Funktionen aufrechtzuerhalten. Wird nun diese den ganzen Menschen durchziehende Lebenskraft gestört, so entstehen in der Folge gesundheitliche Störungen des Befindens und letztendlich Krankheitssymptome.

Folgende Faktoren können sich störend auf die Dynamis auswirken:

Stress und psychische Belastungen, schlechte und unausgewogene Ernährung, Bewegungsmangel, Temperaturschwankungen und negative Umwelteinflüsse.

Wenn die innere Ordnung durch negative äußere Einflüsse verstimmt ist, dann versucht die Dynamis, die innere Ordnung wiederherzustellen. In diesem Prozess entstehen die äußerlich sichtbaren und fühlbaren **Krankheitssymptome**. Die Krankheitssymptome sind also ein Ausdruck des Versuchs, die Gesundheit wiederherzustellen.

Das homöopathische Konzept von der Krankheitsentstehung und Heilung ist folgendermaßen zu verstehen:
- Krankheit entsteht durch eine Verstimmung der Dynamis.
- Krankheitssymptome sind als ein äußerer Ausdruck zu verstehen, die innere Ordnung wiederherzustellen.
- Heilung kann nur von innen heraus geschehen, also von der Ebene der Dynamis ausgehend zuerst die geistige, dann die emotionale, dann erst die körperliche Ebene erfassen.

Daraus folgt:
Das Unterdrücken von Krankheitssymptomen ist keine Heilung, weil die zugrunde liegende Störung nicht behoben wurde.

Das alleinige Beseitigen der Krankheitssymptome kann keine wirkliche Heilung bewirken, weil die

Störung der Dynamis davon unberücksichtigt bleibt. Dies zeigen uns auch die dann auftretenden Krankheitsrückfälle.

Dazu drei Beispiele:

• Nach Antibiotika-Behandlung einfacher Infektionen im Kindesalter, wie zum Beispiel Mittelohrentzündungen, treten die Infekte häufig in einem kurzen Intervall nach Absetzen des Antibiotikums wieder auf.

• Fieber kann zwar durch ein schulmedizinisches Fiebermittel wie etwa Paracetamol gesenkt werden, kommt aber wieder, wenn dessen Wirkung nachlässt, weil die zugrunde liegende Gesundheitsstörung nicht behoben wurde. Ähnlich verhält es sich bei: der Ekzembehandlung durch kortisonhaltige Salben, der Benutzung von Nasensprays bei Schnupfen usw.

• Wenn wir für Kopfschmerzen ein Schmerzmittel nehmen, hilft das nur für die Dauer der Einnahme. Die Kopfschmerzen kommen bei der nächsten Gelegenheit wieder, weil die Ursache nicht behoben ist. Nach einer klassisch homöopathischen Heilung treten die Kopfschmerzen nicht mehr auf, weil die Heilung auf einer tieferen Ebene eingetreten ist. Manchmal ändern sich z. B. unter der homöopathischen Behandlung die inneren Einstellungen, die zu den Kopfschmerzen geführt haben.

Die homöopathische Heilung

Hahnemann trifft in den beiden ersten Kapiteln seines „Organons" folgende grundlegende Aussagen zur Heilung:

§ 1 „Des Arztes höchster und einziger Beruf ist, kranke Menschen gesund zu machen, was man Heilen nennt."

§ 2 „Das höchste Ideal der Heilung ist schnelle, sanfte, dauerhafte Wiederherstellung der Gesundheit, oder Hebung und Vernichtung der Krankheit in ihrem ganzen Umfange auf dem kürzesten, zuverlässigsten, unnachtheiligsten Wege, nach deutlich einzusehenden Gründen."

Hahnemann beschreibt den Grund für die Wirksamkeit homöopathischer Arzneien folgendermaßen (§ 16): „Die Krankheiten können auch durch den Heilkünstler nicht anders [...] entfernt werden, als durch geistartige (dynamische, virtuelle) Umstimmungskräfte der dienlichen Arzneien auf unsere geistige Lebenskraft."

Die homöopathischen Arzneien wirken also auf die Dynamis, weil deren Arzneiwirkung durch die Potenzierung auf eine subtile, virtuelle Ebene gehoben wurde. Hahnemann gebraucht diesen heutzutage sehr aktuellen Begriff „virtuell". Moderne Computer simulieren „virtuelle Welten" z.B. in Computerspielen. Auch hier werden allein über minimale elektronische Datenübermittlung Bilder erschaffen, die uns zu einer bestimmten Verhaltens-Reaktion veranlassen. Ähnlich können wir die durch die Potenzierung „virtuell" gewordenen

Arzneimittelbilder verstehen, die unsere Dynamis zu einer „Verhaltensänderung" veranlassen.

Hahnemann unterscheidet die Heilung akuter Erkrankungen von der Heilung chronischer Krankheiten. Wir werden uns zuerst mit den akuten Erkrankungen befassen. „Akut" heißt schnell auftretend und sagt nichts über die Schwere der Erkrankung aus. Akute Erkrankungen sind für den homöopathischen Anfänger leichter und unkomplizierter zu behandeln als die chronischen Krankheiten. „Chronisch" meint einen längeren Krankheitsverlauf und eine allmähliche Verschlechterung, die sich über Jahre hinziehen kann.

Die Heilung akuter Erkrankungen

Akute Erkrankungen treten innerhalb kurzer Zeit auf und heilen meist schnell und auch von selbst wieder ab. Die Vitalkraft ist durch eine äußere Störung aus der **Balance** geraten und produziert die Krankheitssymptome. Bei akuten Erkrankungen ist sie im Allgemeinen stark genug, um die innere Ordnung und das harmonische Gleichgewicht wiederherzustellen. Die homöopathische Behandlung unterstützt diesen Heilungsprozess, indem sie die Heilungskräfte gezielt stimuliert.

An den folgenden Kriterien erkennen wir, dass eine Heilung eintritt:

- **subjektive Besserung**

Nach der Einnahme einer richtig gewählten homöopathischen Arznei tritt meist zuerst eine subjektive Besserung und danach erst die objektive

Besserung der Krankheitssymptome ein. Wir fühlen uns nach der Einnahme des Mittels sehr schnell innerlich besser, auch wenn die Symptome noch unverändert oder sogar noch verstärkt zu spüren sind. Die innere seelische Ebene reagiert zuerst, dann erst bessern sich die äußeren Symptome.

- **Erstreaktion**

Manchmal treten Erstreaktionen ein, die als eine verstärkte **Reaktion der Dynamis** auf die homöopathische Arznei zu verstehen sind. Sie sind ein Zeichen für eine richtige Arzneimittelwahl und klingen nach dem Absetzen des Medikaments schnell wieder ab. Bei akuten Erkrankungen können wir von zumeist geringen und schnell vorübergehenden Erstreaktionen ausgehen. Die Vitalkraft reagiert auf die Information des Mittels, produziert unter Umständen eine Verstärkung der Symptome und eliminiert damit die Störung. Wir können uns das mit dem bereits erwähnten Beispiel erklären: Wenn wir die kalten Hände kurz mit Schnee abreiben, bekommt der Organismus die Information „Kälte" in Form eines kurzen Kältereizes (= Schnee) und reagiert (bei noch vorhandener Reaktionskraft) mit einer verstärkten Durchblutung der Hände. Das Symptom „kalte Hände" wurde durch einen kurzen Kältereiz geheilt. Die Hände werden für kurze Zeit noch kälter (= Erstreaktion) und erst dann tritt die Erwärmung (= Heilung) ein.

Das homöopathische Mittel bewirkt nach Hahnemann eine Art Arznei-Krankheit, die stärker als die ursprüngliche Erkrankung ist und diese verdrängt und auslöscht. Man kann sich das physikalisch wie bei Wellen oder Schwingungen vorstellen, die eine ähnliche Wellenlänge haben. Wenn sie aufeinander treffen, können sie sich gegenseitig auslöschen.

Hahnemann beschreibt dieses Phänomen der homöopathischen Erstreaktion so (§ 158):

„Diese kleine homöopathische Verschlimmerung, in den ersten Stunden [...] ist nicht selten, da die Arzneikrankheit natürlich um etwas stärker sein muß als das zu heilende Uebel, wenn sie letzeres überstimmen und auslöschen soll".

Nach Hahnemann sind also die **Umstimmungskräfte** der potenzierten Arzneien stärker als die Krankheit und daher imstande, die Krankheit auszulöschen.

Die Heilung chronischer Erkrankungen

Hahnemann bemerkte im Lauf seiner ärztlichen Tätigkeit, dass bestimmte Krankheiten trotz sachgemäßer homöopathischer Behandlung in unregelmäßigen Abständen immer wieder auftraten. Er folgerte daraus, dass sie der Ausdruck einer chronischen Grunderkrankung sind. Hahnemann nannte diese chronische zugrunde liegende Krankheitsursache **„Miasma"**. Das Wissen um die verschiedenen Miasmen, die erworben oder angeboren sein können, ist für die **ganzheitliche homöopathische Konstitutionsbehandlung** chronischer Erkrankungen wichtig.

Unter einer homöopathischen Konstitutionsbehandlung verstehen wir eine sich über mehrere Monate (bis Jahre) erstreckende Behandlung mit einem oder mehreren homöopathischen Konstitutionsmitteln. Dies sind Arzneimittel, die erfahrungsgemäß eine tiefgehende umstimmende Wirkung auf alle körperlichen und psychisch-seelischen Bereiche des Menschen haben.

Die homöopathische Konstitutionsbehandlung sollte dem erfahrenen Homöopathen vorbehalten bleiben, weil sie die Techniken der Repertorisation und gute Kenntnisse der Konstitutionsmittel voraussetzt.

Die homöopathische Heilung chronischer Erkrankungen erfolgt nach einer bestimmten Regel. Diese wurde von dem Homöopathen Konstantin Hering (1800–1880) beschrieben und heißt **Heringsche Regel**.

Die Heilung erfolgt demnach:
- **von den lebenswichtigeren Organen zu den weniger wichtigen**
- **in der umgekehrten Reihenfolge ihres Auftretens**

  Bei fortschreitender Heilung erscheinen die Symptome in umgekehrter Reihenfolge wie bei ihrem ersten Auftreten und verschwinden dann wieder.
- **von oben nach unten**

  Der Heilungsprozess schreitet von den oberen zu den unteren Körperteilen voran.

Der Heilungsprozess erstreckt sich zunächst auf die Ebene der inneren und lebenswichtigeren Organe. Erst später erreicht er die peripheren oberflächlichen Organsysteme.

Dazu eine Beispiel:
Ein Kind wurde wegen eines Ekzems (= Hautausschlag) mit einer kortisonhaltigen Salbe behandelt. Der Hautausschlag verschwand unter dieser Behandlung. Einige Jahre später bekam das Kind Atemnot. Es wurde ein Asthma bronchiale festgestellt. Die Mutter entschied sich für eine Behandlung beim homöopathischen Arzt. Unter der konstitutionellen homöopathischen Behandlung

wurde das Asthma besser und die Asthma-
Medikamente konnten vorsichtig abgesetzt werden.
Das Ekzem trat wieder auf, was nach der
Heringschen Regel als positive Heilungsreaktion
gewertet werden kann. Unter fortgesetzter
Behandlung verschwand später auch das Ekzem.

Lunge = zentrales und lebenswichtiges Organ
Haut = peripheres und weniger wichtiges Organ
Die homöopathische Heilung hat **von innen nach
außen** stattgefunden.

in der umgekehrten Reihenfolge ihres Auftretens

Das erwähnte Kind bekam zuerst ein Ekzem und
später das Asthma bronchiale. Bei der
homöopathischen Heilung verschwand zuerst das
Asthma und danach das Ekzem

von oben nach unten

Unter fortgesetzter homöopathischer Behandlung
verschwand bei dem Kind das Ekzem zuerst im
Gesicht, danach an den Armbeugen und zuletzt in
den Kniebeugen.

Die Heringsche Regel hat sich in der Praxis vieler
Homöopathen immer wieder als gültig erwiesen. Falls
der Heilungsverlauf entgegen der Heringschen Regel
ablaufen sollte, muss sich der behandelnde
Homöopath fragen, ob seine Behandlung am
richtigen Punkt angesetzt hat und ob er die
eigentliche Ursache der Störung gefunden und
behandelt hat.

Die homöopathische Behandlung bringt einen Heilungsprozess in Gang, der Verdrängtes, Unterdrücktes und Unverarbeitetes schichtweise wieder abträgt.

Heilung bedeutet nicht nur, von körperlichen Leiden frei zu werden. Es gehören zu einer ganzheitlichen Heilung auch die **seelisch-psychischen Ebenen** des Menschen, weil gerade dort oft die Ursachen des Leidens liegen. Demnach beginnt die Heilung chronischer Erkrankungen im seelisch-psychischen Bereich und geht erst später auf die körperliche Ebene über.

Naturwissenschaftliche Erklärungsmodelle

Die Homöopathie ist beinahe 200 Jahre alt. Trotzdem erscheint sie aktueller denn je, denn erst allmählich begreifen wir ihre Wirkungsmechanismen. Warum bewirken diese unendlich kleinen Arzneimittelgaben eine so tief gehende Heilung? Kann die Homöopathie überhaupt wirksam sein, wenn die homöopathischen Arzneien so stark verdünnt sind, dass eigentlich nichts mehr darin enthalten sein kann?

Das sind die Bedenken derjenigen, die sich gegen Homöopathie aussprechen. Sie berufen sich auf ein Rechenexempel. Die „Loschmidtsche Zahl" besagt, dass $6{,}023 \times 10^{23}$ Moleküle in einem Mol (= Molekulargewicht eines Stoffes in Gramm) enthalten sind. Nach einer Verdünnung von 10^{23}, was einer D 23 entspricht, ist also nach statistischer Berechnung ungefähr nur noch ein einziges Molekül der Arznei in der Lösung enthalten.

Ab der C 12, die einer D 24 entspricht, ist demnach von der Arznei kein Molekül mehr vorhanden.

Und trotzdem machen Generationen von homöopathischen Ärzten seit fast 200 Jahren die Erfahrung, dass gerade die hochpotenzierten Homöopathika schnell und lang anhaltend wirksam sind. Hahnemann erklärt dieses Phänomen mit der Vitalkraft, die von den dynamisierten Arzneien zur Heilreaktion angeregt wird.

Quantenphysik

Seit den Erkenntnissen aus der Atom- und Quantenphysik im letzten Jahrhundert hat sich das physikalische Weltbild grundlegend verändert. Die **Materie**, die wir aus der Newtonschen Physik als berechenbar und materiell gekannt haben, gibt es in diesem Sinne nicht mehr. Im subatomaren (= kleiner als die Atome) Bereich gibt es nur noch **Information, Schwingung und Energie**. Materie kann in Energie oder Schwingung ausgedrückt werden und umgekehrt. Unser materielles Weltverständnis ist nur in einem begrenzten Rahmen gültig. Auf der Ebene homöopathischer Hochpotenzen müssen wir anscheinend unser materielles Weltbild verlassen, um uns deren Wirkung adäquat erklären zu können.

Bildgebende Verfahren der Wasserforschung

In den letzten Jahrzehnten verdichteten sich die Vermutungen, dass das Wasser über erstaunliche Qualitäten verfügt. Es **speichert Informationen** seiner Umwelt, besitzt Fähigkeiten zur Selbstheilung und verändert seine Struktur je nach den Einflüssen, denen es ausgesetzt ist. Dem japanischen Forscher Masaru Emoto ist es gelungen, diese Qualitäten des Wassers sichtbar zu machen. Er fand heraus, dass Wasser die jeweilige Informationen aufnimmt und im gefrorenen Zustand entsprechende Kristalle formte. Diese erscheinen z.B. nach Beschallung mit harmonischer Musik harmonisch und geordnet und nach Beschallung mit disharmonischen Geräuschen als ungeordnet und chaotisch. Mit diesem bildgebenden Verfahren ist es ihm in groß angelegten Versuchsserien gelungen, die Fähigkeit des Wassers zu belegen, die verschiedensten Informationen aufzunehmen und zu übermitteln. Man geht heutzutage davon aus, dass die spezielle molekulare Struktur des Wassers diese Informations-Speicherung und Übertragung ermöglicht.

Der physikalische Prozess der Potenzierung ist bisher noch nicht genau verstanden worden. Bis jetzt stellt sich die Frage, warum hoch potenzierte Arzneien teilweise wirkungsvoller sind, d. h. schneller und tiefgehender wirken als eine niedrige Verdünnung derselben Arznei.

Heilung durch Information
Die Information ist unabhängig von der Menge der Substanz, die sie überträgt.

Sie können sich das gut vergegenwärtigen, wenn Sie sich eine Musikkassette vorstellen. Es lässt sich von außen betrachtet nicht feststellen, ob sie bespielt oder unbespielt ist. Den Unterschied macht allein die Information, die darauf gespeichert ist.

Ähnlich verhält es sich mit einem Radio: Wenn die Frequenz des Senders genau mit der des Radios übereinstimmt, können wir auf diesem Kanal Informationen beziehen. **Information** kann nur dann übertragen werden, wenn eine **Resonanz** besteht. Dies ist unabhängig von der dazwischenliegenden Entfernung und findet allein auf der Ebene elektromagnetischer Schwingungen statt. Hören wir z. B. dann im Wetterbericht, dass Regen angesagt ist, können wir uns rechtzeitig noch einen

Regenschirm einpacken. Über diesen unsichtbaren Informationsweg der elektromagnetischen Schwingung wurde uns also eine ganz konkrete Nachricht übermittelt, die unser Verhalten geändert hat.

Ein Beispiel:
Bei zwei mit verschiedener Musik bespielte CDs kann äußerlich kein Unterschied im Gewicht und in der äußeren Erscheinung bemerkt werden und dennoch enthalten sie verschiedene Informationen bzw. Musik.

Neue Erkenntnisse aus der Biophysik
Neuere Forschungen aus der Biophysik haben die Existenz von so genannten **Biophotonen** nachgewiesen. Biophotonen sind Photonen (Lichtteilchen oder -schwingungen), die eine Funktion der **Informationsübermittlung in biologischen Organismen** ausführen. Die Biophotonen, wie auch Photonen allgemein, sind in der Lage, Informationen zu speichern und weiterzugeben. Dieses über Biophotonen gesteuerte Informationssystem ist wahrscheinlich den bekannten organischen Regulationssystemen übergeordnet. Hahnemann hatte schon damals in der Dynamis eine Art Schwingung vermutet, die den körperlichen und seelischen Vorgängen im Organismus übergeordnet ist. Die Biophotonen könnten einige der homöopathischen Phänomene erklären, weil sie kohärente Felder bilden, d. h. miteinander in Resonanz stehen. Somit kann auf diesem Weg Information übertragen werden.

Die Anamnese

Die Anamnese ist die **Befragung des Kranken** nach den Symptomen. Das Wort „Anamnese" stammt aus dem Griechischen und heißt wörtlich „Erinnerung". Wenn alle Symptome (an die sich der Kranke erinnert) detailliert aufgenommen sind, wird entsprechend der Simile-Regel die geeignete homöopathische Arznei gefunden. Hahnemann wusste um die Wichtigkeit einer gut erhobenen Anamnese. Er schreibt in seinem Organon (§ 83): „diese individualisierende Untersuchung eines Krankheitsfalles [...] verlangt von dem Heilkünstler nichts als Unbefangenheit und gesunde Sinne, Aufmerksamkeit im Beobachten und Treue im Aufzeichnen des Bildes der Krankheit."

Der Spontan-Bericht

Die homöopathische Anamnese beginnt damit, dass man den Patienten die Beschwerden schildern lässt. Der Spontan-Bericht sollte möglichst im Orginal-Wortlaut notiert werden, **ohne die Symptome zu bewerten**.

Dies ist leicht gesagt, aber wer sich einmal bei diesem Vorgehen einmal beobachtet hat, weiß, wie schwer dies ist. In allem unseren Denken, Handeln, Sprechen und Zuhören fließt andauernd eine Fülle eigener Konzepte und Meinungen, Gefühle und Gedanken mit ein. Diese sollten wir, soweit uns dies möglich ist, außer Acht lassen und uns mit unserer ganzen ungeteilten Aufmerksamkeit dem Fall widmen.

Eine wirklich gut erhobene Anamnese ist eine Kunst, die es zu erlernen und einzuüben gilt. Hahnemann nennt deswegen den Homöopathen einen Heilkünstler. Er schreibt weiter (§ 84): „Der Kranke klagt den Vorgang seiner Beschwerden; die Angehörigen erzählen seine Klagen, sein Benehmen, und was sie an ihm wahrgenommen; der Arzt sieht, hört und bemerkt durch die übrigen Sinne, was verändert und ungewöhnlich an demselben ist. Er schreibt alles genau mit den nämlichen Ausdrücken auf, deren der Kranke und die Angehörigen sich bedienen. Wo möglich lässt der sie stillschweigend ausreden, und wenn sie nicht auf Nebendinge abschweifen, ohne Unterbrechung." In einer Fußnote schreibt er: „Jede Unterbrechung stört die Gedankenreihe der Erzählenden und es fällt ihnen hintendrein nicht alles genau so wieder ein, wie sie es anfangs sagen wollten."

In § 5 erwähnt Hahnemann die allgemeinen Lebensumstände des Patienten, die während einer Anamnese auch angesprochen werden, weil sie hinweisend für die Ursache der Erkrankung sein können: „Als Beihülfe der Heilung dienen dem Arzte die Data [...] der Veranlassung der acuten Krankheit [...] die erkennbare Leibes-Beschaffenheit des [...] Kranken, sein Gemüts- und geistiger Charakter, seine Beschäftigungen, seine Lebensweise und Gewohnheiten, seine bürgerlichen [sozialen] und häuslichen Verhältnisse, sein Alter und seine geschlechtliche Funktion usw."

Eine in diesem Sinn erhobene Anamnese ist also im wahrsten Sinn **ganzheitlich** und erfasst alle körperlichen, seelischen und sozialen Aspekte des Menschseins.

Die gezielte Befragung

Nach der Beendigung des Spontan-Berichts stellt ein Homöopath gezielte Fragen, um das Symptomenbild zu vervollständigen. Ungenaue Angaben und schulmedizinische Diagnosen (Krankheitsnamen) sind für die homöopathische Arzneifindung meistens nicht dienlich. Wir brauchen eine individuelle, möglichst detaillierte und umfassende Beschreibung des Symptomenbildes.

Zur gezielten Befragung können wir uns der **W-Fragen** bedienen, um so das Symptomenbild zu vervollständigen:

- **Wo** = wo ist die genaue Lokalisation?
- **Wann** = wann sind die Symptome aufgetreten?
- **Wodurch** = wodurch wurden die Beschwerden verursacht? (= Causa)
- **Wohin** = wohin erstrecken sich die Beschwerden?
- **Wie** = wie ist die Qualität der Beschwerden (z. B. Schmerz, etc.)?
- **Wodurch schlechter** = wodurch verschlechtern sich die Symptome? (= Modalitäten)
- **Wodurch besser** = wodurch verbessern sich die Symptome? (= Modalitäten)
- **Was zugleich** = was tritt mit den Beschwerden gleichzeitig auf?

Eine gründliche Anamnese umfasst den ganzen Menschen. Auch die **psychisch-seelische Verfassung** und das **allgemeine Befinden** gehören mit in die Anamnese. Die W-Fragen helfen, die beim spontanen Bericht genannten Symptome zu vervollständigen.

Die Frage nach der **Causa** (= lat. Ursache) ist oft wichtig für die Arzneimittelfindung. Als Causa kommen sowohl äußere, z. B. klimatische Faktoren, als auch innere seelisch-psychische Faktoren in Betracht.

Die **Modalitäten** (lat. modus = Art und Weise) besagen, wann es allgemein besser oder schlechter geht, und sind ebenfalls hinweisend für die Mittelwahl.

Dazu ein Beispiel:

Die Information: „Ich habe eine Erkältung mit Fieber und Halsschmerzen" reicht den Homöopathen nicht aus. Sie brauchen das individuelle Erkrankungsbild dieser Erkältung, um das passende Arzneimittel herauszufinden. Wir fragen nach der Causa, **wodurch** die Beschwerden verursacht wurden (z. B. durch feuchte Kälte). Wir fragen weiter, **welche begleitenden Symptome** dabei sind und **wie** die Beschwerden genau empfunden werden (z. B. zusätzlich hämmernde Kopfschmerzen, brennende Halsschmerzen und große Lichtempfindlichkeit) und nach **der psychischen Verfassung** (z.B. große innere Unruhe). Wir fragen nach den **Modalitäten**, d. h., wann es **allgemein** schlimmer oder besser wird (z. B. abends schlechter) usw., bis genügend signifikante Symptome vorliegen, um das passende Mittel zu verordnen.

Die homöopathische Fallaufnahme ist insofern zeit- und arbeitsaufwendiger als die schulmedizinische Verschreibung eines fiebersenkenden Schmerzmittels oder gegebenenfalls eines Antibiotikums. Wer jedoch eine homöopathische Heilung einmal erlebt und selbst erfahren hat, nimmt gerne diese zusätzliche Mühe auf sich.

Eine vollständige Erst-Anamnese beim Homöopathen kann gut 1–2 Stunden dauern. Für die Selbstbehandlung bei alltäglichen Erkrankungen reicht es dagegen aus, die wichtigsten Symptome, die Modalitäten und die Causa zu kennen

Allgemeine Hinweise

Im Folgenden erfahren Sie noch einige nützliche Hinweise, die wir während der Durchführung der Anamnese noch beachten sollten.

• Keine Warum-Fragen

Während der Anamnese fragt der Homöopath nach der Causa, aber nicht nach medizinischen Ursachen. „Das ist so, weil ..." hören wir oft und dazu werden eine Menge vorangegangener Untersuchungen und Diagnosen vorgebracht. Wir beschäftigen uns nicht mit der Warum-Frage (Warum ist das ausgerechnet mir passiert? ...), weil das für die Wahl des homöopathischen Arzneimittels ohne Bedeutung ist. Uns interessieren allein die Beschwerden, der augenblickliche Zustand der Vitalkraft und die dadurch hervorgerufenen Symptome.

- **Keine Suggestiv-Fragen**

Hahnemann warnt vor Fragen, die dem Kranken die Antwort sozusagen schon in den Mund legen (§ 87):

„Und so läßt sich der Arzt die nähere Bestimmung von jeder einzelnen Angabe noch dazu sagen [= gezielte Befragung], ohne jedoch jemals dem Kranken bei der Frage schon die Antwort zugleich in den Mund zu legen, oder so daß der Kranke dann bloß mit Ja oder Nein darauf zu antworten hätte."

Suggestiv-Fragen (Suggestion = Beeinflussung) sind zu vermeiden, bei denen man eine bestimmte Antwort bereits im Sinn hat. Eine suggestive Befragung führt sehr schnell auf einen Irrweg, zu einem falschen Mittel und somit zu enttäuschenden therapeutischen Ergebnissen. Die Versuchung zu solchen Fragen ist groß, wenn man seine homöopathischen Arzneien bereits gut kennt. Einige Symptome weisen bereits auf ein bestimmtes Mittel hin und man ist dann geneigt, auch noch andere Symptome dieses Mittels zu erfragen. Gelegentlich bestätigen sich diese Annahmen und der Kranke fragt erstaunt: „Woher wussten Sie, dass ich dieses Symptom auch habe?"

- **Die medikamentöse Vorbehandlung**

Hahnemann schneidet in § 91 ein weiteres wichtiges Thema an, das heute noch aktueller ist als damals. Es ist die Frage nach der vorhergehenden medikamentösen Behandlung. Die Symptome können durch die Einnahme von stärkeren Medikamenten verändert oder unterdrückt sein. Die homöopathische Behandlung wird dadurch oft sehr erschwert oder gar unmöglich. Vor allem die Einnahme von Kortison oder von Psychopharmaka erschwert die homöopathische Behandlung. Solche Fälle sollten unbedingt dem homöopathischen Arzt überantwortet werden.

Mit der Erhebung und Aufzeichnung der Anamnese ist nach Hahnemann (§ 104) „die schwerste Arbeit" geschehen:

„Ist nun die Gesamtheit der, den Krankheitsfall vorzüglich bestimmenden und auszeichnenden Symptome, oder mit anderen Worten, das Bild der Krankheit irgend einer Art einmal genau aufgezeichnet, so ist auch die schwerste Arbeit geschehen."

Die Hierarchisierung

In der Anamnese ist nun eine mehr oder weniger große Anzahl an Symptomen schriftlich festgehalten. Bei einer ausführlichen Anamnese können das 50 oder mehr Symptome sein. Die Symptome müssen daraufhin entsprechend ihrer Wichtigkeit geordnet werden. Dies ist notwendig, um sich nicht in einem großen „Symptomen-Wald" zu verlaufen. Wir wollen schnell zum richtigen Heilmittel gelangen, das den Kern der gesundheitlichen Störung ausdrückt. Die Hierarchisierung (= die Gewichtung) der Symptome dient dazu, die wichtigen Symptome von den unwichtigen zu unterscheiden.

a) Ursächliche Symptome

Mit „Causa" meinen wir die Ursache oder den Auslöser einer Erkrankung. Ihr werden wir besondere Bedeutung zukommen lassen. Die „wodurch verursacht"-Frage ist oft hinweisend für die Arzneimittelfindung.

b) Besondere Symptome
Die besonderen, eigentümlichen Symptome hebt Hahnemann im § 153 hervor. Gemeint sind damit Symptome, die besonders auffallend und ungewöhnlich sind. Sie sind oft für die Wahl des richtigen Arzneimittels entscheidend, weil sie das Besondere und das Individuelle der Erkrankung ausdrücken.

c) Allgemeine Symptome
Allgemeine Symptome sind solche, die das Allgemeinbefinden betreffen. Dazu gehören auch die Modalitäten.

d) Psychische Symptome
Es wurde viel über den Stellenwert psychischer Symptome diskutiert. Manche halten diese für entscheidend, weil die Psyche den Wesenskern zum Ausdruck bringt. Andere wiederum sind der Meinung, dass die psychisch-seelischen Symptome zu sehr von der subjektiven Beobachtung abhängig sind und man sich in diesem Bereich leicht fehlleiten lässt. Unabhängig von solchen Diskussionen sollten in jedem Fall diejenigen psychischen Symptome berücksichtigt werden, die auffallend und „sonderlich" sind.

e) Lokale Symptome

Das sind die lokal auf bestimmte Körperteile beschränkten Symptome. Diese haben sich erfahrungsgemäß als weniger entscheidend erwiesen. Sobald sich ein lokales Symptom jedoch als eigentümlich oder besonders auffallend präsentiert, wird es unter die besonderen Symptome (b) eingereiht und kann den Schlüssel zu einer erfolgreichen homöopathischen Behandlung in die Hand geben.

Die Arzneimittelwahl

Nun geht es um die zentrale Frage der homöopathischen Behandlung: Welches der vielen möglichen Arzneimittel ist das Simile und geeignet, um die Erkrankung zu heilen? Wenn uns die Arzneibilder unserer Mittel vertraut sind, erkennen wir manchmal das richtige Mittel auf Anhieb. Meistens brauchen wir jedoch eine Hilfe für die Wahl des Simile. Dazu wenden wir entweder die Technik der Repertorisation an oder wir benutzen einen diagnoseorientierten Leitfaden.

Die Arzneiwahl nach Diagnose

Wir können die Arznei in akuten und alltäglichen Erkrankungen am einfachsten aufgrund der gestellten Diagnose auswählen. Dazu verwenden wir einen **homöopathischen Leitfaden, der nach Erkrankungsbildern sortiert ist**. Unter den Diagnosen finden wir die Arzneien, die bei der jeweiligen Erkrankung in die nähere Auswahl kommen. Dann wählen wir aus dieser Gruppe von Arzneien durch Symptomenvergleich das am besten passende Mittel. Bei akuten Erkrankungen und einer Reihe von einfacheren chronischen Krankheiten genügen relativ wenige hinweisende Symptome und Modalitäten, um auf diesem Weg zur richtigen Arznei zu gelangen.

Die Grenzen dieser Vorgehensweise sind schwierige, komplizierte und chronische Fälle, die eine langfristige homöopathische Konstitutionstherapie notwendig machen. Diese erfordern viel homöopathische Erfahrung und Kenntnisse des Repertoriums. Überlassen Sie solche Fälle besser dem erfahrenen homöopathischen Arzt.

Die Arzneiwahl durch Repertorisation

Die Repertorisation ist eine von den klassischen Homöopathen angewandte analytische Methode, um das Simile herauszufinden. Während der ausführlichen, oft 1–2-stündigen Anamnese kommt eine Vielzahl von Symptomen zusammen. Die erfahrenen Homöopathen verwenden daraufhin zur Arzneimittelfindung ein Repertorium.

Das Wort Repertorium leitet sich von „repetieren" ab, was „wiederholen" heißt. Das Repertorium enthält eine **Auflistung aller Symptome**, die von Kopf bis Fuß, nach Organsystemen und vielen Untergruppen sortiert ist. Hinter jedem aufgelisteten Symptom (= Rubrik) findet man alle Arzneimittel, die für dieses Symptom infrage kommen.

Die Arzneimittel sind in den manchen Repertorien in unterschiedlichen Gewichtungen aufgeführt, und werden z.B. **fett,** kursiv, oder normalgeschrieben aufgelistet. Mit dieser Gewichtung der Arzneimittel fließen Erfahrungswerte aus den Arzneimittelprüfungen und der homöopathischen Praxis in das Repertorium mit ein. Die Arzneimittel sind also verschieden gewichtet in den Rubriken aufgeführt.

Der Homöopath vergleicht, nachdem er die Symptome hierarchisiert hat, die passenden Rubriken und sucht das Arzneimittel aus, das seinen Fall mit der besten Gewichtung abdeckt. Diese Repertorisationstechnik erfordert viel Erfahrung im Umgang mit dem Repertorium und gute Arzneimittelkenntnisse.

Es gibt insgesamt über 120 Repertorien, von kurzen praxisorientierten Handbüchern bis hin zu mehrbändigen kompletten Sammlungen sämtlicher bisher bekannter Symptome. Das weltweit am meisten verwendete Repertorium ist das von J. T. Kent verfasste „**Kents Repertorium homöopathischer Arzneimittel**", das auch heute noch in zum Teil überarbeiteten Versionen in Gebrauch ist. Ein aktuelleres und sehr empfehlenswertes Repertorium ist der „**Synthesis**", der eine Zusammenstellung mehrerer Repertorien darstellt und auch neuere Arzneimittel enthält.

Die Repertorisation ist oft wegen der großen Zahl der hinter den Symptomen aufgelisteten Mittel nicht leicht. Je „normaler" ein Symptom ist, desto mehr Arzneien kommen dafür infrage und desto schwieriger wird die Auswahl des richtigen Mittels. Indem wir mehrere Symptome kombinieren, finden wir das Mittel, das diese Symptome am besten „abdeckt" und somit als Simile in Betracht kommt.

Dazu ein Beispiel:
Bei Kopfschmerzen können gemäß dem „Kents Repertorium" nicht weniger als 258 Arzneien die richtigen sein. Unter ihnen ist nun mithilfe anderer Symptome das richtige zu suchen. Kopfschmerzen vor Gewitter dagegen ist ein spezifischeres Symptom, für das nur noch 7 Mittel stehen.

Die computergesteuerte Arzneiwahl
Es gibt heutzutage sehr gute Computerprogramme, die die aufwendige Arbeit der Repertorisation mathematisch ausführen und das geeignete Mittel errechnen. Mittels spezieller Suchhilfen können die Symptome auch leichter als bisher im Repertorium gefunden werden. Der „Kent" hat immerhin 1500 Seiten! In der Hand eines erfahrenen Homöopathen sind diese Programme eine enorme Hilfe, um in komplizierten Fällen das geeignete Arzneimittel zu finden. Der Unerfahrene wird durch solche Programme leicht fehlgeleitet.

Es führt erfahrungsgemäß nicht zum richtigen Mittel, sämtliche Symptome, die wir in der Anamnese herausgefunden haben, in den Computer einzugeben. Es gilt, die wichtigen und besonderen Symptome herauszufinden und für die Repertorisation zu verwenden. Je mehr Symptome wir haben, desto wichtiger ist die **Hierarchisierung**.

Mit drei bis fünf prägnanten Symptomen ist im Allgemeinen der Fall gelöst. Ein Computerprogramm kann nur so gut sein wie der Homöopath, der damit arbeitet. Eine klassisch homöopathische Repertorisation ist wie vieles in der Homöopathie eine Kunst. Auch wenn sie mithilfe eines Computers durchgeführt wird, erfordert sie viel Erfahrung mit den Arzneimitteln und dem Repertorium.

Die Synthese

Nach erfolgter Arzneiwahl durch Repertorisation vergleichen wir nochmals das ganze **Krankheitsbild** mit dem **Arzneimittelbild**, um zu überprüfen, ob wir das richtige Mittel gewählt haben. Vielleicht vergleichen wir mehrere Arzneimittelbilder mit unserem „Fall" und wählen dann das Simile. Diese „Zusammenschau" heißt Synthese (= das Zusammenfügen), weil die einzelnen Symptome des Kranken und des Arzneimittels wieder zu einem **Gesamteindruck** zusammengefügt und auf die Ähnlichkeit hin verglichen werden. Die Synthese ergänzt die vorhergehende Analyse, bei der die Erkrankung auf einzelne Symptome hin zerlegt, d. h. analysiert wurde. Beide Vorgehensweisen ergänzen einander und führen zu der ganzheitlichen Sichtweise, die für den Homöopathen so typisch ist. In der Schulmedizin dagegen wird die Krankheit vorwiegend analysiert und auf bestimmte Untersuchungsergebnisse und Diagnosen hin reduziert. Ihr fehlt oft der ganzheitliche (= holistische) Ansatz, trotz großer Erfolge in ihren speziellen Fachgebieten.

Der erfahrene Homöopath lässt oft beide Methoden fließend ineinander übergehen. Während er analysiert, d. h. Symptome im Repertorium nachschlägt, überlegt er, welches von den in den Rubriken genannte Mittel in seiner Gesamtheit am besten passen könnte (= Synthese). Für eine solche Vorgehensweise benötigt man allerdings sehr gute Arzneimittelkenntnisse.

Andere Homöopathen arbeiten vorwiegend mit der synthetischen Methode. Sie versuchen die Idee zu erfassen, die der Vielzahl der Symptome zugrunde liegt. Daraufhin wird das Arzneimittel verordnet, das dieselbe **Grundidee** aufweist. Gerade im seelisch-psychischen Bereich finden wir oft **Grundthemen**, die sich durch ganze Fallgeschichten ziehen und die verschiedenen Krankheitssymptome erklären. Wenn wir die Grundthemen unserer Arzneimittel verstanden haben, ist auf diesem Weg das Simile relativ schnell gefunden.

Wir können uns jedoch in der Beurteilung psychisch-seelischer Themen leicht irreleiten lassen und zu viel eigene Meinung hineinfließen lassen und so das Simile verfehlen. Die synthetische Methode kann aber Hinweise auf bestimmte Arzneimittel liefern. Sie ist eine wertvolle Ergänzung des homöopathischen Arbeitens, wenn man sich nicht dazu verleiten lässt, ausschließlich nach dieser Methode zu arbeiten. Wir sollten immer die konkreten Symptome im Auge behalten und überprüfen und uns nicht nur auf Ideen und psychische Inhalte verlassen.

Dazu ein Beispiel:

Die Grundidee des homöopathischen Arzneimittels „Natrium muriaticum" (= homöopathisch zubereitetes Kochsalz) ist folgende: Man kann nicht loslassen von alten geschehenen Dingen. Alte unverarbeitete Konflikte und seelische Verletzungen gehen nicht aus der Erinnerung. Eine innere seelische Erstarrung tritt ein.

Ein Beispiel aus dem alten Testament illustriert dieses Thema. Gott will Sodom und Gomorrha zerstören, um das Fehlverhalten der Menschen dort zu bestrafen. Er gibt Lot die Chance, mit seiner Familie zu flüchten. Einzige Bedingung ist: Sie dürfen sich während ihrer Flucht nicht umsehen. Lots Frau kann der Versuchung nicht widerstehen und blickt zurück (= kann nicht loslassen). Sie erstarrt daraufhin zur Salzsäule (= Natrium muriaticum).

Natrium muriaticum, das homöopathische Kochsalz, kann solchen Menschen wie Lots Frau helfen, die psychisch schwere Erfahrungen gemacht haben und sich davon nicht lösen können. Sie erstarren in seelischer Depression.

Die Arzneimittel-Dosierung

Die Dosierung eines Arzneimittels umfasst die Menge des gegebenen Arzneistoffs sowie die Häufigkeit der Einnahme. Die Menge der Arznei ist durch die Zubereitungsform und die Potenzierungsstufe vorgegeben.

Die Wahl der Potenz

• Wir verwenden im Rahmen dieses Kurses vorwiegend niedrige Potenzen zwischen D 6 und D 12. Allgemein gilt: Je mehr sich die Erkrankung im körperlichen, organischen Bereich befindet, desto niedriger wird die Potenz gewählt. Je mehr sich die Störung im psychisch-seelischen Bereich befindet, desto höher ist die passende Potenz.

- Bei einer homöopathischen Konstitutionstherapie, die dem erfahrenen Homöopathen vorbehalten bleiben sollte, können sehr hohe und sehr selten (im Abstand von mehreren Wochen bis Monaten) gegebene Potenzen zum Einsatz kommen (M, XM, CM).
- Hohe Potenzen wirken bei akuten Erkrankungen oft schneller als niedrigere Potenzen, aber sie müssen genauer mit dem Krankheitsbild übereinstimmen und sollten nur vom erfahrenen Homöopathen verordnet werden.
- Niedrige Potenzen wirken langsamer und mehr auf der organischen Ebene
- .Die Wirkung eines Arzneimittels hält umso länger an, je „ähnlicher" es ist und je höher die gewählte Potenz ist.

Es gibt unter Homöopathen sehr unterschiedliche Anschauungen bezüglich der Wahl der richtigen Potenz. Manche bevorzugen hohe und höchste Potenzen in seltenen Gaben, weil diese ihrer Meinung nach tiefgehender und anhaltender wirken. Andere wiederum halten sich an niedrige und öfter wiederholte Potenzen bis hin zur C 12, weil sie der Auffassung sind, dass die **Hochpotenzen** zu sehr in die seelischen und schicksalsbedingten Bereiche des Menschen eingreifen. Wer einmal die umfassende körperlich-psychisch-seelische Wirkung von Hochpotenzen selbst erlebt hat, muss zugeben, dass

Hochpotenzen ein sehr machtvolles Instrument in der Hand des erfahrenen Homöopathen sind. Hochpotenzen können lang anhaltende unerwünschte Wirkungen hervorrufen. Eine einmalige (!) Einnahme einer C 200 kann 6–8 Wochen lang wirken, eine C 1000 bereits mehrere Monate! Zuweilen kann die Wirkung noch länger anhalten oder schon nach kurzer Zeit abklingen.

Wir wollen daher unsere homöopathischen Behandlungen nur mit niedrigen Potenzen durchführen. Hier besteht kein gesundheitliches Risiko. Bei Störungen im psychisch-seelischen Bereich, werden wir in einzelnen Fällen die D 30–D 200 anwenden

Die Zubereitungsform und Häufigkeit der Einnahme

Wir werden bei der Besprechung der Krankheitsbilder jeweils konkrete Dosierungen angeben. Die hier angeführten Richtlinien haben sich in der Praxis vieler Homöopathen besonders bewährt, können aber im individuellen Fall auch variiert werden. Wir können z. B. ohne weiteres C- und D-Potenzen oder eine 6. und eine 12. Potenz gegeneinander austauschen. Entscheidend für den Heilerfolg ist immer die Wahl des richtigen Simile.

• Wir verwenden die niedrigen Potenzen (D 3, D 6, C 6, D 12, C 12) im Allgemeinen in folgender Dosierung: 5 Globuli dreimal täglich im Mund zergehen lassen.

- Prinzipiell macht es keinen Unterschied, ob die homöopathischen Mittel in Form von Tropfen, Tabletten oder Globuli eingenommen werden, weil allein die Art der Information ausschlaggebend ist und nicht der Informationsträger.
- Die Dosis von 5 Globuli entspricht in etwa einer Tablette oder 5 Tropfen.
- Bei höheren Potenzen als die D 30 genügt eine einmalige Einnahme von 5 Globuli. Danach lassen wir das Mittel auswirken.
- In sehr akuten Fällen, in denen wir einen möglichst schnellen Wirkungseintritt wünschen, können wir 5 Globuli sofort einnehmen und dann 10 Globuli in einem halben Glas Wasser (ohne Kohlensäure, z. B. Volvic) auflösen. Wir verrühren (verkleppern) kräftig, am besten mit einem Plastiklöffel. Von dieser Lösung nehmen wir alle halbe Stunde einen Teelöffel voll ein. Vor jeder Einnahme nochmals kurz verkleppern. Sobald die Beschwerden sich bessern, können wir die Einnahmehäufigkeit reduzieren.

Die Dosierung beim Eintritt einer Erstreaktion

Eine Erstreaktion oder **Erstverschlimmerung** liegt dann vor, wenn sich die Symptome nach der Einnahme des Mittels verstärken. Die Vitalkraft reagiert auf das Arzneimittel mit einer Verstärkung der Symptomatik. Falls durch die Einnahme eines homöopathischen Mittels eine Erstreaktion eintritt, hören wir mit der Einnahme auf und lassen das Mittel auswirken.In manchen seltenen Fällen kann es sinnvoll sein, die Erstreaktion durch das Trinken einer starken Tasse Kaffee oder das Riechen einer kampferhaltigen Salbe oder Lösung abzuschwächen. Kaffee und Kampfer schwächen die homöopathische Arzneimittelwirkung ab und sind insofern als Gegenmittel bei starken Erstreaktionen verwendbar. Es ist auch möglich, mittels schulmedizinischer Medikamente eine starke Erstreaktion abzudämpfen. Besser ist es in jedem Fall, die Arzneiwirkung ausklingen zu lassen, ohne zusätzlich etwas zu unternehmen. Wir sollten uns bewusst sein, dass es sich um eine gesunde Reaktion der Vitalkraft handelt und jede weitere Maßnahme diese Heilreaktion eher stört als unterstützt.

Die Dosierung bei Säuglingen, Kindern und in der Schwangerschaft

Homöopathische Arzneien sind in der Schwangerschaft sowie für Säuglinge und Kinder gut verträglich und brauchen weder in der Potenz noch in der Dosierung verändert zu werden. Behandlungen während der Schwangerschaft und bei Säuglingen verlangen jedoch eine besondere Umsicht. Eine fachkundige Betreuung ist in schwierigen Fällen dringend erforderlich.

Unterstützung der homöopathischen Therapie

Homöopathischen Mittel sind sehr feine Informationen und Heilreize, welche die Selbstheilungskräfte anzuregen vermögen. Aus diesem Grund ist es zu einem sinnvoll, die Vitalkraft durch eine angemessene Lebensweise zu stärken und zum anderen, die Heilreaktion nicht durch negative Einflüsse zu stören.

Ungünstige Faktoren

Hahnemann hatte schon seinerzeit vor fremdartigen Reizen gewarnt, welche „.... die feine Gabe (des homöopathischen Mittels)...“ überstimmen, verlöschen oder stören können (§259).

So gesehen, kann jeder stärkere Reiz die Arzneimittelwirkung abschwächen. In der alltäglichen homöopathischen Praxis haben sich folgende äußere Faktoren als manchmal störend für den Heilverlauf erwiesen:

- übermäßiger Kaffeekonsum
- die Benutzung starker ätherischer Öle
- Inhalation von Lösungsmitteldämpfen
- Pfefferminz- oder Kamillentee
- campherhaltige Salben

Kaffee und Campher schwächen viele homöopathische Heilwirkungen erwiesenermaßen ab. Die Arzneimittel-Wirkung kann dadurch sogar vollständig aufgehoben werden. Ähnlich ist es **mit starken ätherischen Ölen,** wie z.B.japanisches Heilpflanzenöl oder Tigerbalsam, die an sich sehr wohltuend und heilsam sind, aber sich bei gleichzeitiger Gabe eines homöopathischen Mittel störend auswirken können.

Homöopathische Komplexmittel stören die Mittelwirkung eines klassische homöopathischen Einzelmittels, weil die Vielzahl der damit gegebenen Arznei-Informationen ähnlich wie ein Stimmengewirr das Einzelmittel übertönen. Die Information des

Einzelmittels kann nicht mehr nicht mehr klar verstanden werden, um in diesem Bild zu bleiben. Ähnlich ist es mit gleichzeitig gegebenen anderen homöopathischen Einzelmitteln. Die Arzneimittel können sich gegenseitig in ihrer Wirkung aufheben und gegenseitig stören. Daher ist möglichst immer nur ein Mittel zu geben. Dies stellt dann eine klare Information dar, mit der die Dynmnis umzugehen vermag.

Schulmedizinische Medikamente

Selbstverständlich werden alle ärztlich verordneten Medikamente weiterhin eingenommen. Nur in **Rücksprache mit Ihrem behandelnden Arzt** können Sie Medikamente reduzieren, oder gar absetzen.

Die meisten schulmedizinischen Medikamente beeinträchtigen nicht erheblich den homöopathischen Heilerfolg, obwohl sie die körperliche Selbstregulation zumeist beeinflussen. Darin liegt schließlich ihre Wirksamkeit.

Zwei Medikamenten-Gruppen sind jedoch dafür bekannt, dass sie die Heilwirkung homöopathischer Arzneien beeinträchtigen können:

Kortikosteroide (Kortison-ähnliche Medikamente) und **Psychopharmaka** (Auf die Psyche wirkende Medikamente)

Kortikosteroide sind Substanzen, die eine dem Kortison ähnliche Wirkung haben. Äußerlich als **Kortison-Salben** angewandt, können sie Hautausschläge quasi „wegzaubern". Die Ausschläge tauchen nach kürzerer oder längerer Zeit jedoch wieder auf, weil das Kortison den Hautausschlag nur unterdrückt hat. Kortisonsalben sollten unter homöopathischer Behandlung wenn möglich vermieden werden. Dies ist in der Regel ungefährlich, aber oft unangenehm, weil der Hautausschlag dadurch erst einmal stärker wird. Zu bedenken ist auch, dass langjährige Anwendung von Kortikoid-Salben (=Kortison-ähnlich) die Haut schädigt. Sie sollten sich diesbezüglich **mit Ihrem behandelnden Arzt besprechen.** Ein Hautausschlag ist aus homöopathischer Sicht wie ein Sicherheitsventil, durch das eine Erkrankung nach außen abgeleitet wird. Durch eine äußerlich aufgetragene unterdrückende Salbe wird dieses Ventil sozusagen verschlossen. Damit verhindern wir einen ganzheitlichen Heilungsprozess, der von innen nach außen stattfindet.

Innerlich eingenommene **Kortison-Tabletten** dämpfen das körpereigene Immunsystem. Dieser Effekt ist zur schulmedizinischen Behandlung schweren Erkrankungen erwünscht und notwendig. Kortison-Tabletten sollten daher **nur unter ärztlicher Kontrolle** und nur wenn es der Gesundheitszustand erlaubt, langsam reduziert werden.

Psychopharmaka sind Medikamente, die auf die Psyche des Menschen wirken. Stark dämpfende Psychopharmaka (wie Neuroleptika, Benzodiazepine und manche Antidepressiva) können die Regulationskraft und damit die Vitalkraft stark beeinträchtigen. Wir sollten im Fall von hochdosierter Psychopharmaka-Einnahme an eine homöopathische Behandlung nicht allzu hohe Erwartungen knüpfen und sie dem erfahrenen Homöopathen überlassen. Die Reduzierung bzw. das Absetzen von Psychopharmaka gehört **auf jeden Fall in ärztliche Hände**, weil sonst die Gefahr schwerer Rückfälle besteht!

Die Lebensweise

Eine gesunde Lebensweise trägt viel zu einer erhöhten Vitalkraft bei. Dazu gehört eine **vollwertige und vitalstoffreiche Ernährung** mit eher wenig Zucker-, Alkohol- und Fleischkonsum. Die Nahrung ist umso vitalstoffreicher, je frischer sie zubereitet wird. Wir verzichten weitestgehend auf Konserven und „leere" Kohlenhydrate, wie Süßigkeiten, Chips und Weißmehlprodukte, weil diese dem Körper Spurenelemente und Vitamine entziehen. Die meisten Menschen essen zuviel, zu einseitig und zu viel manipulierte Nahrung. Viele gesundheitlichen Störungen in unseren „reichen" Ländern sind auf falsche Essgewohnheiten und unvernünftige Lebensweise zurückzuführen.

Eine gesunde Lebensweise beinhaltet auch: einen **natürlichen Tages- Rhythmus**, in dem die Ruhe- und Aktivitätsphasen ausgeglichen sind, sowie **eine geistig-seelische Gesundheitspflege.** Wir investieren viel Zeit und Energie, um unseren materiellen Wohlstand zu vermehren und zu erhalten, aber dies kostet uns viel Gemütsruhe und inneren Frieden. Wenn wir die Erfahrung gemacht haben, dass uns die erreichten äußeren Werte nicht unbedingt glücklicher gemacht haben, können wir diese leichter innerlich loslassen. Ein einfaches, ethisches und von Mitgefühl geprägtes Leben kann unser menschlichen Dasein mit einem höheren Sinn, Würde und mehr Gesundheit bereichern.

Die homöopathische Hausapotheke

Es empfiehlt sich die wichtigsten homöopathischen Arzneimittel bei sich zuhause zu haben. Wir können zwar die Mittel in fast jeder Apotheke bestellen, aber das dauert im Fall einer akuten Erkrankung oft zu lange. Beim Erwerb einer homöopathischen Hausapotheke sollten nur absolut zuverlässige Quellen benutzt werden, wo die Herstellung nach klassisch homöopathischen Kriterien gewährleistet ist.

Die Lagerung der Arzneimittel

Die meisten homöopathischen Hausapotheken enthalten die Arzneimittel in Form von Globuli. Diese sind sehr ergiebig und können wie die Tinkturen nicht vertrocknen oder auslaufen.

Die homöopathische Arzneien sind beinahe unbegrenzt haltbar, wenn wir folgende Einflüsse bei der Aufbewahrung homöopathischer Mittel vermeiden:

- Direkte Sonnenbestrahlung über längere Zeit
- Hohe Temperaturen, wie z.B. im Auto im Sommer
- Einwirkung Kampfer -haltiger Salben (in vielen Erkältungs-Einreibemitteln enthalten!)
- Die Nähe zu stark riechenden Substanzen (Kosmetika, ätherische

Öle, allopathische Medikamente,
Gewürze, Verdünnungsmittel)
• Kamille, Pfefferminz, Menthol
• Magnetfelder und Strahlungen (
Fernsehgeräte, Röntgenstrahlen,
Mikrowelle)

Natürlich lassen sich die zuletzt genannten
elektromagnetischen Einflüsse in unserem modernen
Leben nur noch begrenzt ausschließen. Wir sollten
diesen „Elektrosmog" jedoch nicht zu leicht nehmen.
Wir wissen noch viel zu wenig darüber, wie sehr
unser eigener Bio- Rhythmen und unsere
Lebensqualität davon beeinträchtigt werden. Dazu
gehören möglicherweise auch die Handys.
Homöopathische Arzneimittel sollten jedenfalls der
Nähe elektromagnetischer Störfelder möglichst wenig
ausgesetzt werden.

Das **Haltbarkeitsdatum** auf der Verpackung ist
weniger von Bedeutung. Es ist vorgeschrieben und
hat daher mehr einen rechtlichen Hintergrund. Wir
können ohne Bedenken sorgfältig gelagerte
homöopathische Mittel auch dann noch anwenden,
wenn das Haltbarkeits-Datum schon überschritten ist

Die Zusammenstellung einer Hausapotheke

Die folgende Zusammenstellung homöopathischer
Arzneimittel empfiehlt sich als Hausapotheke. Wir
haben als durchgehende Potenz die D12 gewählt, mit
der sich die meisten der alltäglichen Beschwerden

erfolgreich behandeln lassen. Die anderen Potenzen können Sie dann je nach Bedarf nachbestellen. Es ist besser, mit einer kleinen Grundausstattung anzufangen und diese allmählich individuell zu erweitern.

Aconitum D12
Apis D12
Argentum nitricum D12
Arnika D12
Arsenicum album D12
Baptisia D12
Belladonna D12
Bellis perennis D12
Bryonia D12
Calendula D12
Cantharis D12
Carbo vegetabilis D12
Causticum D12
Cepa D12
Chamomilla D12
Coffea D12
Colocynthis D12
Drosera D12
Dulcamara D12
Echinacea D12
Eupatorium perfoliatum D12
Euphrasia D12
Ferrum phosphoricum D12
Gelsemium D12
Hamamelis D12
Hepar sulfuris D12
Hypericum D12

Ignatia D12
Ipecacuanha D12
Kalium bichromicum D12
Lachesis D12
Ledum D12
Lycopodium D12
Magnesium phosphoricum D12
Mercurius solubilis D12
Millefolium D12
Natrium muriaticum D12
Nux vomica D12
Phosphorus D12
Phytolacca D12
Pulsatilla D12
Rhus toxicodendron D12
Rumex D12
Ruta D12
Sarsaparilla D12
Sepia D12
Silicea D12
Spongia D12
Staphisagria D12
Sticta pulmonaria D12
Sulfur D12
Symphytum D12
Thuja D12
Urtica urens D12
Veratrum album D12